CONFÉRENCE

FAITE

AU DISPENSAIRE MUNICIPAL

DE LA VILLE DE CLERMONT-FERRAND

Le 12 Mars 1883

PAR

Le Docteur Ed. FREDET

Médecin de ce Dispensaire et de l'Hôpital Général
Professeur suppléant à l'École de médecine de Clermont-Ferrand
Ancien Interne des Hôpitaux de Paris
Lauréat du Ministère de l'Instruction publique et de l'Académie de médecine
Chevalier des ordres de Charles III et du Sauveur
Officier d'Académie, etc., etc.
Médecin consultant à Royat

PARIS
A. DELAHAYE ET E. LECROSNIER
LIBRAIRES-ÉDITEURS
Place de l'Ecole-de-Médecine
1883

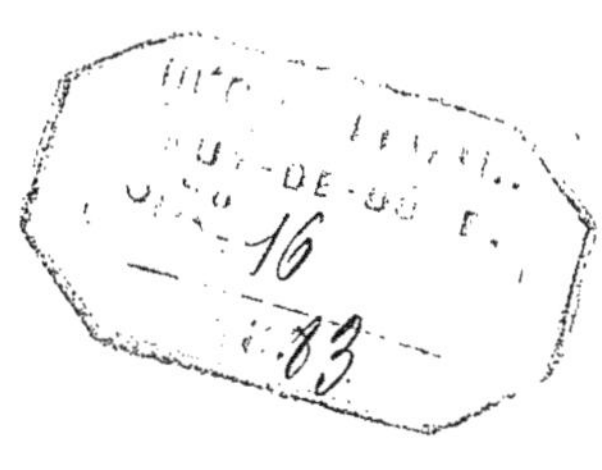

CONFÉRENCE

FAITE

AU DISPENSAIRE MUNICIPAL

DE LA VILLE DE CLERMONT-FERRAND

Le 12 Mars 1883

PAR

Le Docteur Ed. FREDET

Médecin de ce Dispensaire et de l'Hôpital Général
Professeur suppléant à l'École de médecine de Clermont-Ferrand
Ancien Interne des Hôpitaux de Paris
Lauréat du Ministère de l'Instruction publique et de l'Académie de médecine
Chevalier des ordres de Charles III et du Sauveur
Officier d'Académie, etc., etc.
Médecin consultant à Royat

PARIS
A. DELAHAYE ET E. LECROSNIER
LIBRAIRES-ÉDITEURS
Place de l'Ecole-de-Médecine
1883

CONFÉRENCE

Faite au Dispensaire municipal de la ville de Clermont-Ferrand, le 12 mars 1883.

Messieurs,

Permettez-moi d'abord de vous remercier de votre empressement à venir écouter cette modeste conférence que depuis longtemps j'avais l'intention de faire devant vous. Cet empressement est d'ailleurs justifié par le désir que j'ai de vous être agréable et principalement utile. Je tiens, en effet, à faire passer aujourd'hui sous vos yeux certains faits médicaux très-usuels, très-ordinaires, mais dont la connaissance n'en est que plus nécessaire pour votre instruction et pour la pratique dans laquelle vous allez bientôt entrer.

Il y a un an, Messieurs, les deux Administrations municipale et hospitalière de la ville de Clermont, dont les honorables représentants me font aujourd'hui l'honneur et l'amitié de m'entendre, instituaient, d'un commun accord, le Dispensaire municipal pour les enfants pauvres de la ville de Clermont. — Se rappelant cette parole de l'Écriture quand elle dit : « Heureux ceux qui ont l'intelligence du pauvre et de l'indigent », et mues par des sentiments de charité chrétienne dont on ne saurait impunément abandonner les principes, elles n'hésitèrent pas à fonder cette œuvre qui a pour but de donner gratuitement les secours médicaux et pharmaceutiques aux petits malades de la classe déshéritée. Voilà un an que cette œuvre fonctionne, et déjà elle a obtenu un succès inespéré, succès qui croîtra, sans nul doute, s'il nous est permis d'appeler succès le nombre de ceux qui souffrent.

On a pris modèle pour cette institution sur celle du même genre que possède la ville du Havre, et qu'a créée l'initiative ardente et éclairée d'un de mes savants confrères, M. le Dr Gibert ; — et c'est encore un honorable médecin, M. le Dr Hospital, membre de la municipalité de notre ville, qui a été l'organisateur du Dispensaire, où j'ai l'honneur de vous recevoir aujourd'hui.

Je crois donc être l'interprète des pauvres gens de la ville en venant ici, au nom de mes collègues et au mien, exprimer publiquement les sentiments de leur gratitude aux membres de ces deux Administrations.

Je ne puis oublier dans mes remerciements ceux d'entre vous, Messieurs, qui, depuis l'inauguration de ce service, nous ont fait si assidûment office de secrétaires et aussi l'excellente sœur qui a rempli les fonctions qui lui étaient confiées avec un zèle, une exactitude et un dévouement absolus; elle nous a, nous devons le dire, singulièrement facilité notre tâche.

Avant d'aller plus loin, je tiens à appeler la sollicitude de l'Administration municipale sur un point spécial du fonctionnement du Dispensaire.

Les enfants indigents qui viennent ici sont atteints, pour la plupart, de maladies chroniques qui permettent leur transport à la salle de consultation ; mais les enfants affectés de maladies aiguës y viennent peu et ne reçoivent point, par conséquent, les secours qu'on avait l'intention de leur donner. Cela se comprend aisément. En effet, ces petits malades, présentant des symptômes graves, que j'appellerai volontiers des symptômes à grand spectacle, comme de la fièvre, du délire, etc., redoutent, et on redoute avec raison pour eux, leur transport au Dispensaire.

Dans ce court voyage, il est vrai, et pendant cette courte attente, leur mal pourrait s'aggraver, et aussi n'avons-nous que peu d'occasions de les visiter ici.

Il serait donc utile, dans l'avenir, si l'on veut compléter cette œuvre de charité municipale, qu'on institue pour le dehors et pour les enfants atteints de maladies aiguës, des secours médicaux et pharmaceutiques spéciaux.

Je ne fais qu'indiquer cette lacune, étant certain d'avance qu'elle sera remplie dès que les finances de la ville le permettront.

Voilà un an que le Dispensaire a ouvert ses portes. Nous pouvons estimer, dans l'année qui vient de s'écouler, du 1er mars 1882 au 1er mars 1883, en défalquant les dimanches et jours fériés, à 300 le nombre des jours de consultations. Dans ces 300 jours se sont présentés 2,168 enfants, non pas tous différents, car dans le nombre beaucoup sont revenus deux, trois, quatre et cinq fois, mais je crois me rapprocher de la vérité en estimant à treize ou quatorze cents le nombre des petits malades qui ont été soumis à mon examen ou à celui de mon honorable collègue, M. le Dr Henri Mioche.

C'est donc, pour une première année, un vaste champ d'observation que nous avons eu à cultiver et sur lequel il me sera permis de glaner quelque peu au bénéfice de notre instruction commune.

En quelques mots, je vais vous indiquer le chiffre réel des diverses affections qui ont successivement passé sous nos yeux, et je tirerai de cet exposé le sujet de cette conférence.

Le relevé statistique a été dressé avec soin par mon secrétaire, M. Chabanet, à qui j'adresse ici tous mes remercîments.

Dans cet exposé, je laisserai à dessein de côté tout ce qui se rapporte aux maladies aiguës dont nous avons vu quelques cas, telles que rougeole, variole, scarlatine, fièvre typhoïde au début, et spécialement coqueluche ou bronchite aiguë dont nous avons eu de si nombreux exemples pendant ces deux derniers mois.

Mon intention est d'étudier principalement avec vous les maladies tenant à la misère physique ou physiologique et spécialement à la scrofule.

Parmi celles-là, nous comptons 200 cas d'impétigo ou d'eczéma impétigineux;

156 cas d'ophthalmies diverses;

30 d'otite suppurée;

12 de vulvite;

105 d'adénite dont 60 sous-maxillaires et cervicales;

21 d'abcès froids, de plaies et d'ostéite strumeuses;

110 de diathèse scrofuleuse accentuée;

65 cas de rachitisme;

83 de faiblesse générale, vice de développement ou d'anémie générale;

Enfin, 12 cas de teigne faveuse observés chez des scrofuleux.

Je signalerai la rareté de la gale (5 à 6 cas seulement) et de la syphilis (1 seul cas).

C'est donc sur ces manifestations morbides diverses, dont la plupart appartiennent à la diathèse scrofuleuse, que je veux appeler votre attention.

J'ai choisi à dessein cette diathèse, parce que c'est celle que vous observerez le plus fréquemment soit chez l'enfant du pauvre, soit chez l'enfant du riche.

Mais, avant d'aller plus loin, il convient de définir ce que l'on entend par diathèse. « La diathèse, dit Bazin, dont le nom reviendra souvent dans le cours de cette conférence, la diathèse, dont le terme : *maladie constitutionnelle* est synonyme, est la disposition générale en vertu de laquelle un individu est atteint de plusieurs affections locales de même nature. »

La diathèse n'est pas ce que l'on appelle la *constitution*, le *tempérament*. On dit d'un homme qu'il a une constitution forte ou faible, qu'il a un tempérament sanguin, bilieux, nerveux ou lymphatique, mais l'on ne dit pas un tempérament scrofuleux, pas plus qu'on ne doit dire une constitution bilieuse.

Les mots *constitution* et *tempérament* n'impliquent pas l'idée d'un état morbide, tandis que dans le terme de diathèse il faut toujours comprendre un état morbide spécial propre à chaque diathèse.

Il y a donc plusieurs diathèses. Ces diathèses ou maladies constitutionnelles sont au nombre de quatre, à savoir : la syphilis, la scrofule, l'arthritis, l'herpétis ou la dartre.

Ces maladies présentent des symptômes particuliers et des symptômes communs ou généraux. Les premiers sont des symptômes composés, représentés par une série d'affections diverses qui peuvent se succéder à des intervalles plus ou moins réguliers, mais dont l'ordre d'apparition est toujours le même, ce qui permet de distinguer dans chacune de ces maladies diverses périodes. Les seconds correspondent à l'état général du malade.

En quelques mots, je vais vous indiquer ces différentes périodes, les quatre périodes de ces quatre diathèses qui sont fondées sur l'ordre d'après lequel se succèdent leurs affections.

SYPHILIS.

La syphilis peut être prise pour type, et vous remarquerez, aussi bien dans cette diathèse que dans les trois autres, que les affections marchent constamment de la périphérie au centre, de la peau aux organes profonds, et qu'elles ne reviennent jamais à leur point de départ.

1re *période* : Accidents contagieux, chancres, plaques muqueuses primitives ;

2e *période :* Plaques muqueuses secondaires, éruptions à la peau (syphilides) ;

3e *période :* Gommes du tissu cellulaire et du périoste, tumeurs blanches, nécroses ;

4e *période :* Gommes du foie, du cerveau, etc., etc.

SCROFULE.

C'est la scrofule qui se rapproche le plus de la syphilis. Quatre périodes distinctes aussi dans cette diathèse.

1re *période :* Inflammations légères du côté de la peau et des muqueuses, gourme, eczéma, impétigo, ophthalmies, bronchites, vulvites, adénites. Comme dans la syphilis, les ganglions lymphatiques s'engorgent facilement, et il y a entre ces deux diathèses des points de rapprochement tels, que Ricord, assimilant la scrofule à un acide et la syphilis à une base, en faisait un sel qu'il appelait plaisamment du scrofulate de vérole;

2e *période :* Affections tégumentaires plus profondes, suivies de cicatrices indélébiles, scrofulides malignes; lupus, ecthyma, impétigo rodens, affections très-rares dans notre service et dont on voit un bien plus grand nombre d'exemples dans la population parisienne qu'à Clermont;

3e *période* : Affections articulaires et osseuses, tumeurs blanches, caries, abcès par congestion ;

4e *période* : Affections viscérales : tuberculisation des poumons, des ganglions, du cerveau, du foie, des reins.

Au sujet de cette quatrième période, que j'appellerais volontiers période tuberculeuse, je vous ferai remarquer que l'on a voulu faire une cinquième diathèse, la diathèse tuberculeuse, qu'il convient de ranger et que je range dans la scrofule.

ARTHRITIS.

Après la syphilis et la scrofule vient l'arthritis, où nous observons aussi quatre périodes.

1re *période :* Affections légères et superficielles du côté des muqueuses des voies respiratoires, coryzas, angines, bronchites ; du côté de la peau : arthritides primitives, éruptions passagères, comme l'urticaire par exemple.

2e *période :* Éruptions plus tenaces, eczéma, psoriasis arthritiques, rhumatisme articulaire aigu, goutte.

3e *période :* Affections articulaires fixes ; dépôts tophacés dans les articulations.

4e *période :* Affections organiques du cœur, catarrhe suffocant, hémorrhagies parenchymateuses.

HERPÉTIS OU DARTRE.

Dans cette diathèse, il y a aussi quatre périodes, mais moins distinctes et moins tranchées que dans les précédentes.

1re *période :* Manifestations légères du côté de la peau, eczéma rubrum généralisé, ophthalmies, coryzas de nature dartreuse.

2e *période :* Affections cutanées plus fixes, eczéma symétrique des jarrets et du pli du coude. Psoriasis du genou et des coudes.

3e *période :* Métastases graves du côté des viscères, à la suite de la disparition de l'affection cutanée, ascite, bronchite capillaire.

4e *période :* Affections cutanées couvrant tout le corps et ne l'abandonnant plus; affections viscérales graves.

Est-ce dans cette catégorie ou dans la classe des maladies cachectiques qu'il faut ranger la lèpre du moyen âge? Ce qu'il y a de certain, c'est que les malheureux atteints de la lèpre, définie aujourd'hui sous le nom d'éléphantiasis des Grecs, étaient parqués dans des maisons appelées léproseries, maladreries, dont ils ne pouvaient sortir qu'ayant à la main une crécelle dont le bruit avertissait les passants de leur approche.

Il existait deux léproseries de ce genre à Clermont, au moyen âge : l'une à Herbet, dépendant de l'hôpital de Montferrand; l'autre à Clermont, près du ruisseau de Tiretaine et de la Fontaine pétrifiante.

Malheureux êtres qui partageaient leur infortune avec les hystériques et les maniaques, que l'on brûlait comme démonomanes ou que l'on chargeait de fers comme des criminels.

Il a fallu a science moderne, Messieurs, pour démontrer que les premiers n'avaient pas une maladie contagieuse, pour démontrer que les hystériques étaient des malades que l'esprit malin n'habitait pas, et faire tomber par les mains de l'illustre Pinel les chaînes des aliénés. Honneur donc à cette science féconde et humanitaire qui a réparé, tardivement sans doute, tant d'injustices et coupé court à tant d'infamies.

Après l'énoncé de ces données générales, que tout médecin doit connaître et qui sont empruntées aux écrits et aux leçons de Bazin, nous allons aborder le sujet de notre conférence, auquel je donnerai ce titre : *De la scrofule, de ses manifestations et de son traitement.*

De la Scrofule.

La scrofule est donc une maladie constitutionnelle ou diathèse, comme je viens de la définir il y a quelques instants, diathèse frappant principalement l'enfance.

Le mot scrofule vient du mot latin *scrofa,* truie ; les engorgements ganglionnaires observés chez les scrofuleux étant très-fréquents chez le porc. C'est une maladie générale, constitutionnelle, non contagieuse, donnant lieu à des affections successives ayant pour siége la peau, les muqueuses, les ganglions lymphatiques, le tissu cellulaire, les os et les viscères ; affections caractérisées surtout par leur fixité, leur chronicité, la tendance à la suppuration et à la destruction des parties atteintes.

Ce n'est guère qu'à la fin du siècle dernier qu'une classification méthodique et une étude sérieuse de la scrofule a été faite depuis que Sauvages et Bordeu ne considérèrent plus la scrofule comme n'étant pas uniquement constituée par les écrouelles.

Qu'entend-on, Messieurs, par le mot *écrouelles?* Les écrouelles sont synonymes d'adénite ou d'engorgement ganglionnaire. C'est un mot que vous retrouvez dans le vieux français aussi bien que dans les mémoires du duc de Saint-Simon et la correspondance de Voltaire.

Les rois de France passaient pour tenir du ciel le don de guérir les écrouelles par l'attouchement, et, dans une satire du temps, le comte de Rochester ridiculisait les successeurs d'Edouard III sur le trône d'Angleterre, qui prenaient le titre de rois de France sous prétexte, disait-il, qu'en s'arrogeant cette qualité, ils espéraient conserver le privilége y afférent de guérir les écrouelles.

Il est certain que la croyance à cette vertu du pouvoir royal remonte à l'origine de notre histoire. D'après le père Daniel, historien du temps de Louis XIV, le premier roi qui ait guéri les écrouelles fut le roi Robert. Guibert de Nogent en parle à propos de Louis-le-Gros, et dit que Philippe Ier, père de Louis, eut la vertu de guérir les écrouelles.

M. Gasquet, professeur à la Faculté des lettres, a bien voulu nous communiquer quelques détails intéressants sur ce point spécial de notre histoire, que je vais m'empresser de vous développer.

Dans l'esprit du moyen âge, l'onction pratiquée sur la personne du roi avec le baume de la Sainte-Ampoule lui communiquait un caractère sacerdotal et sacré, et il devenait par là, suivant l'expression du temps, « le Christ du Seigneur. »

Le roi de France partageait ainsi avec les saints le don de guérir la scrofule. Dans la Vie de saint Richard et de saint Pierre Céleste, on trouve divers passages y faisant allusion (1) : « *Quidam etiam, qui scrofulam grossam ad quantitatem ovi gallinæ in manu per quinquè annos habuerat, benedictione facta per ipsum sanctum super infirmitatis locum, fuit post morulam modicam sanatus totaliter et perfectè* (2). »

Guillaume de Nangis dit, à propos de saint Louis :

(1) *Gualbertus in miracul. S. Richardis*, t. III, p. 133.

(2) *Annal. de S. Victor*, anno 1311.

« En touchant les écrouelles pour la guérison desquelles Dieu a accordé une grâce spéciale aux rois de France, le pieux roi adopta un usage particulier. Ses prédécesseurs se bornaient à toucher le mal en prononçant quelques paroles appropriées, paroles saintes et catholiques, mais sans faire aucun signe de croix. Saint Louis ajouta à ces paroles le signe de la croix, pour qu'on attribuât la guérison à la vertu de la croix et non à la dignité royale (1). »

On trouve de curieux détails dans le *Dictionnaire de Trévoux*, à propos du sacre de Charles VI :

« Après que le roi avait entendu la messe, on apportait un vase plein d'eau, et le roi, ayant fait ses prières devant l'autel, touchait le mal de la main droite et le lavait dans cette eau. Les malades devaient ensuite observer un jeûne de neuf jours (2). »

Ce n'est pas seulement à Reims que les rois de France touchèrent les écrouelles, mais aussi à Rome. Charles VIII toucha les écrouelles dans cette ville et les guérit, « dont ceux des Italiens, voyant ce mystère, en furent oncques si émerveillés (3). »

Il existait un cérémonial particulier pour cette imposition des mains royales. En voici le détail :

« Le premier médecin appuyait sa main sur la tête de chacun des malades, dont un capitaine des gardes tenait les mains jointes. Le roi, la tête découverte, les touchait en étendant la main droite du front au menton, et d'une joue à l'autre formant le signe de la croix,

(1) Guillaume de Nangis.
(2) *Dict. de Trévoux.*
(3) Mondrelet.

et prononçant ces paroles : Dieu te guérisse, le roi te touche !

» Trois chefs de Gobelet se trouvaient à l'endroit où finissait le dernier rang des malades. Ils tenaient, entre deux assiettes d'or, trois serviettes fraisées et mouillées, l'une de vinaigre, l'autre d'eau ordinaire, la troisième d'eau de fleurs d'oranger, dont le roi se lavait les mains (1). »

Le dernier roi de France qui ait imposé les mains aux écrouelleux est Charles X, lors de son sacre à Reims : 121 malades scrofuleux étaient réunis à l'hôpital Saint-Marcoul. Sa Majesté en toucha quelques-uns, en disant : Le roi te touche, Dieu te guérisse ! Et elle ajouta ; « Mes chers amis, je vous apporte des paroles de consolation ; je désire bien vivement que vous guérissiez (2). »

Messieurs, je vous vois sourire en m'entendant vous raconter ces pieuses et naïves légendes d'un temps qui n'est plus ; mais si l'on a pu définir la médecine « un art qui guérit quelquefois, qui soulage souvent et qui console toujours », il faut reconnaître que la royauté avait emprunté à cette définition sa dernière et peut-être sa plus belle partie.

Après cette digression historique, sur laquelle je me suis étendu parce qu'elle est digne d'intérêt, il convient de rentrer dans le cœur de notre sujet, pour ne plus en sortir.

Examinons ensemble quel est l'aspect, quel est le type du scrofuleux.

Pris séparément, les signes que je vais vous signaler

(1) Récit du sacre de Charles X.

(2) Id.

sont sans grande valeur; réunis en faisceau, ils constitueront un ensemble qui nous permettra aisément de reconnaître la physionomie de la scrofule.

La plupart des scrofuleux que nous voyons ici ont la tête ou trop petite ou trop grosse, le front est bas, les tempes aplaties, la face est pâle ou très-colorée; mais c'est une coloration par plaques, cessant brusquement, comme vous pouvez l'observer sur l'enfant que je vous présente, le jeune V...

En général, les traits sont gros. Le nez et principalement la lèvre supérieure sont gonflés, comme œdématiés; les yeux sont bleus tendres, la sclérotique a souvent un reflet bleuâtre, le système pileux est peu développé. Le scrofuleux est plus souvent blond que brun; néanmoins, n'allez pas croire que cette dernière coloration soit une exception dans la scrofule, vous commettriez une grande erreur.

M. le professeur Hardy écrit que les nains et les géants sont habituellement scrofuleux (1). Ici nous ne voyons guère que des gens de petite taille, à poitrine étroite, à chairs flasques, à membres grêles. Comme vous pouvez l'observer chez les enfants mal nourris et chez les rachitiques, vous verrez aussi chez les scrofuleux un développement inusité de l'abdomen qui fait ressembler ces malheureux, pardonnez-moi l'expression, à d'énormes faucheux.

L'intelligence est quelquefois très-développée chez le scrofuleux, mais c'est une exception. En général, il y a plutôt de l'apathie intellectuelle comme il y a de l'apathie physique.

(1) Hardy. Leçons sur la scrofule.

La puberté est retardée chez eux, et s'accompagne, chez les filles, de dysmenorrhée, de leucorrhée, de chloro-anémie. Quelques scrofuleux présentent un teint rose et frais qui pourrait donner le change à tout autre qu'à un médecin, et vous observerez chez eux un éclat spécial des yeux, qui ont un velouté et un brillant que l'on a pu comparer à celui de l'œil de la gazelle. Nous trouvons ce type chez nos malades, et je vous montrerai, dans un instant, l'enfant N..., chez laquelle vous pourrez l'observer. Mais on le rencontre encore bien plus fréquemment dans la race anglo-saxonne ou germaine.

Quelle est la cause de la scrofule?

A cette question d'étiologie se rattachent des problèmes importants concernant le mariage, les enfants qui en sont issus, l'hygiène publique, la prophylaxie et la thérapeutique de la scrofule.

Un des plus grands facteurs de la scrofule est l'hérédité. Un père et une mère scrofuleux, un seul parent scrofuleux peuvent donner naissance à des enfants scrofuleux, je dis *peuvent* et non pas *doivent*. Dans ce dernier cas, l'influence du père sur le produit de la conception a une influence beaucoup plus marquée que celle de la mère. Cette influence prédominante du père sur la mère, au point de vue de la propagation de l'espèce, est parfaitement démontrée, et les éleveurs savent très-bien que, dans le croisement des races, le mâle joue un rôle autrement important que celui de la femelle.

Je dois ajouter que les enfants nés de parents strumeux ne le sont pas nécessairement, mais ont grande chance de l'être.

Il n'est même pas nécessaire pour que l'enfant soit scrofuleux, que son père ou sa mère le soient ; il suffit qu'ils soient atteints d'une des périodes terminales d'une autre diathèse, cancer, etc..., qu'ils soient débiles, trop âgés ou trop jeunes, et, sous ce rapport, les mariages trop précoces sont désastreux.

Au point de vue des conséquences, les mariages consanguins l'emportent encore sur ceux-là, et c'est de ces unions que sortent des enfants idiots, épileptiques, sourds-muets ou scrofuleux.

Sous ce rapport, le médecin, à titre d'hygiéniste, ne saurait trop protester contre le peu de rigueur des lois civiles et religieuses qui s'opposent, en théorie seulement, à ces unions fatales.

Ce qui peut vous prouver, Messieurs, combien l'hérédité est pour les médecins le facteur principal de la scrofule, c'est l'exagération de certains d'entre eux, notamment de Lugol, qui expliquait par l'adultère les cas exceptionnels dans lesquels les parents légaux étaient exempts de la diathèse qui frappait les enfants. Nous ne suivrons pas Lugol dans ces opinions quelque peu hasardées, mais qui nous montrent, par leur exagération même, l'influence de l'hérédité dans la production de la scrofule.

Mais la scrofule peut être acquise ; c'est alors que la misère, la mauvaise nourriture, les logements humides et insalubres entrent en ligne de compte.

Ces conditions fâcheuses sont loin d'être rares à Clermont, et la majeure partie de notre clientèle sort des rues infectes qu'on appelle rue du Tournet, rue Saint-Eloy, rue de la Coifferie, Neyron, Charretière, Ancien-Cimetière, etc., etc..., rues que ne visite jamais le soleil, dont beaucoup de maisons sont dépourvues de lieux d'aisance et où les matières fécales sont jetées à la rue ou dans les tuyaux de conduite. Pour ma part, je suis convaincu que si beaucoup d'entre eux viennent ici aussi malpropres, c'est qu'ils n'ont pas pu, faute de lumière, juger de leur état; et le jour, fort éloigné malheureusement, où la pioche municipale viendra abattre ces maisons puantes, abris de la misère et du vice, pour donner de l'air, de la lumière et de la propreté dans ces quartiers, c'est-à-dire, la gaieté, le soleil et la santé, nous pourrons dire qu'elle aura rendu un rude service aux indigents et à la cité.

Nous n'avons qu'à voir, Messieurs, ce qui s'est passé pour la vallée de Royat, où l'on trouvait autrefois tant de scrofuleux et goîtreux, voire des crétins.

Aujourd'hui, grâce à la prospérité de cette commune, grâce au bien-être qui s'est étendu et développé, qui a permis de construire des maisons saines, ensoleillées et aérées, on n'y trouve presque plus de scrofuleux et le crétin, physiquement parlant, je le dis ici sans chauvinisme, ne s'y voit plus.

Certaines circonstances peuvent influer sur le développement de la scrofule : l'âge, le sexe, le tempérament et quelques maladies.

L'âge. — C'est surtout de 2 à 15 ans qu'apparaît la scrofule. Au moment de la puberté, elle tend à s'effacer; néanmoins il existe des manifestations tardives de cette diathèse. Dans l'enfance, ce sont surtout les yeux, la peau et les membranes muqueuses qui sont attaquées; plus tard, ce sont les ganglions lymphatiques ou les lésions osseuses. Le lupus doit faire aussi une apparition beaucoup plus tardive, puisque nous n'en avons jamais eu d'exemple, jusqu'à ce jour, à notre Dispensaire, tandis qu'on en voit un si grand nombre à l'hôpital Saint-Louis où l'on ne reçoit que des adultes.

Le sexe. — La scrofule s'observe plus souvent chez la femme que chez l'homme. Nous voyons, en effet, ici, beaucoup plus de petites filles strumeuses que de petits garçons.

Le tempérament. — Le tempérament lymphatique est celui qui prédispose le plus à la scrofule. Mais rappelez-vous qu'on peut être lymphatique sans devenir jamais scrofuleux, mais que généralement tout scrofuleux est lymphatique.

Maladies. — C'est souvent après la rougeole, la coqueluche, que l'on voit la scrofule faire son apparition chez l'enfant. Ici, nous en avons constaté des exemples fréquents.

La scrofule n'est pas contagieuse, et je laisse à dessein de côté toute opinion relative à la contagion du tubercule, sur laquelle on dissertera encore longtemps, mais que le sujet de cette conférence ne comporte pas.

Affections scrofuleuses. — Parmi les affections scrofuleuses dont je veux vous entretenir, je choisirai celles que nous voyons habituellement et dont je puis vous montrer quelques exemples.

*
* *

Affections scrofuleuses de la peau : impétigo, gourme, eczéma impétigineux.

L'impétigo, connu dans le public sous le nom de gourme, est une maladie pustuleuse caractérisée par l'éclosion de pustules agglomérées, comme les vésicules de l'eczéma, d'une durée éphémère comme elles, puisque l'éruption ne dépasse guère 24 ou 48 heures. Après ce temps, les pustules se rompent ; il s'en écoule un liquide épais qui se sèche et se concrète en croûtes plus ou moins épaisses, mamelonnées, rocheuses, ou en masses jaunâtres, qui lui ont fait donner le nom de mélitagre ou *melitagra flavescens* (Alibert). Quelquefois ces croûtes sont brunes, à cause du sang qui peut s'y mélanger.

Si on enlève ces croûtes, on trouve sous elles une surface rouge et quelquefois de petites ulcérations arrondies. Peu à peu la sécrétion diminue, des squames moins épaisses apparaissent à la place des croûtes. Ces squames tombent à leur tour, laissant voir une peau violacée, mais dont la teinte disparaît sans laisser de cicatrices.

L'éclosion de l'impétigo s'accompagne souvent chez les enfants de phénomènes généraux tels que fièvre, soif vive, sentiment de courbature, de cuisson ou de démangeaisons sur la peau qui va devenir le siége de l'éruption.

L'impétigo s'observe très-fréquemment, et vous pouvez en ce moment en étudier deux spécimens remarquables chez les deux petites filles que je vous montre, B. Antonine et F. Marie.

L'impétigo s'observe surtout à la face et au cuir chevelu; il est rare sur les autres parties du corps.

L'impétigo a de grands points de ressemblance avec l'eczéma impétigineux; aussi M. Hardy les confond-il sous le même nom. Néanmoins, l'eczéma a une physionomie spéciale, et il importe, je crois, de ne pas abandonner cette division. Vous verrez donc souvent, Messieurs, des eczémas impétigineux et assez fréquemment de l'eczéma impétigineux fendillé, principalement au pourtour des orifices naturels : bouche, yeux, anus. L'épiderme se fendille, se ride, un liquide séreux s'en écoule, tachant et empesant le linge.

L'eczéma fendillé a une marche chronique; il met plus longtemps à guérir que l'impétigo et est sujet à récidive.

Voici deux enfants, R. Jean et B. Julie, qui sont atteints tous les deux d'eczéma impétigineux fendillé, l'un à la face, autour des lèvres, l'autre à la région rectale.

*
* *

Affections scrofuleuses des muqueuses : ophthalmies diverses, coryza, otite, bronchite, entérite, vulvite.

Dans les ophthalmies scrofuleuses, nous rangeons la blépharite, la blépharo-conjonctivite, la blépharite granuleuse, la kératite, et principalement la kératite vésiculeuse.

Toutes ces affections sont caractérisées par un état inflammatoire catarrhal de la muqueuse oculaire (conjonctivite), l'agglutinement des cils par inflammation des glandes de Meibomius (blépharite glanduleuse); l'hypersécrétion des larmes, l'inflammation des voies lacrymales, l'épiphora et quelquefois la formation de tumeur ou de fistule lacrymale.

D'autres fois, des granulations plus ou moins serrées se forment sur la muqueuse palpébrale (blépharite granuleuse); enfin, dans la kératite vésiculeuse, vous voyez l'inflammation se localiser en quelque sorte, des faisceaux vasculaires se montrent généralement à l'angle externe de l'œil, pouvant former pannus ou ptérygion et allant aboutir à une petite vésicule cornéenne, qui s'ouvre et produit une ou plusieurs ulcérations. L'examen latéral nous fait apercevoir alors des facettes multiples à la surface cornéenne.

Puis, la cornée devient louche, laiteuse; la cicatrisation amène des taies ou albugo. Quelquefois, il se produit un staphylôme antérieur avec conicité plus ou moins accusée de la cornée; enfin, cette dernière membrane peut se perforer et l'œil se vide.

Dans ces diverses affections oculaires, que je n'ai fait que vous esquisser, vous serez souvent témoins d'un symptôme désigné sous le nom de photophobie. Les petits malades redoutent, en effet, la lumière d'une manière extrême, et l'on a beaucoup de peine, même chez les sujets dociles, à entr'ouvrir les paupières pour procéder à l'examen de l'œil.

Les jeunes P. Marguerite, P. Antoinette, P., C., J. et S., que je vous présente, ont tous de la photophobie et sont tous atteints de kératite ulcéreuse. Chez l'un d'eux, vous pourrez même constater un staphylôme cornéen.

Coryza. — Le coryza des scrofuleux ne ressemble pas au coryza ordinaire, au vulgaire rhume de cerveau.

Comme dans cette dernière affection, il y a de l'enchifrènement et un écoulement nasal qui ne tarde pas à devenir épais et abondant. Sous cette influence, la lèvre supérieure s'irrite, gonfle; la muqueuse nasale, très-rouge, tend à s'ulcérer. Ces ulcérations ont une longue durée et donnent lieu, surtout quand elles pénètrent jusqu'aux os du nez, à une odeur infecte, qu'on a désignée sous le nom d'ozène ou punaisie. La carie des os du nez et la perte de l'odorat sont quelquefois la conséquence de ces ulcérations.

Otite. — L'otite est fréquente et nous en avons vu un assez grand nombre à notre consultation. Elle ne se montre généralement que d'un seul côté, et est caractérisée par un écoulement catarrhal ou purulent par le conduit auditif externe.

L'otite s'accompagne quelquefois de perforation de a membrane du tympan ; alors paraît l'otite moyenne avec carie, chute des osselets et perte de l'audition, la carie du rocher et des cellules mastoïdiennes.

Jusqu'à ce jour, nous n'avons eu à soigner au Dispensaire que des otites simples.

Bronchites. — La bronchite est fréquente chez les scrofuleux, et vous entendez chaque jour les mères nous dire que leurs enfants ont été pris de toux et d'oppression, soit à la suite d'impétigo disparu brusquement, soit sans cause connue; tant il est vrai qu'il faut considérer ce genre de bronchite comme une poussée inflammatoire analogue soit à l'impétigo ou à l'eczéma. Depuis trois mois, nous avons vu un si grand nombre de bronchites strumeuses ou autres, qu'il nous a été impossible de prescrire des bains à nos petits malades.

Entérite, Vulvite. — L'étiologie de l'entérite et de la vulvite strumeuse est la même que celle de la bronchite. L'entérite s'accompagne souvent d'affection vermineuse. Les maladies parasitaires trouvent d'ailleurs un terrain favorable chez le scrofuleux. Quant à la vulvite, elle est assez fréquente ; vous observez alors, par l'examen direct, une muqueuse génitale rouge, granuleuse, d'où s'écoule un liquide muco-purulent qui, par son contact irritant, détermine de l'érythème des cuisses et du pli interfessier. La vulvite s'accompagne souvent de démangeaisons irrésistibles, et je ne saurais trop vous engager à les soulager ou à les faire disparaître par les moyens appropriés, à cause des mauvaises habitudes qu'elles peuvent déterminer chez les petites filles.

THÉRAPEUTIQUE DE LA SCROFULE.

Dans la thérapeutique de la scrofule, il y a à étudier : 1° le traitement hygiénique et prophylactique ; 2° le traitement général de la diathèse ; 3° enfin celui de la manifestation spéciale de cette même diathèse.

§ 1. — *Traitement hygiénique et prophylactique.*

Les conseils que nous devons donner à nos malades doivent porter sur l'habitation, l'alimentation, le vêtement.

L'habitation doit être exempte d'humidité, exposée au soleil. C'est aux pouvoirs publics qu'il appartient, par de sages mesures, de modifier ce qu'il peut y avoir de défectueux, au point de vue de l'hygiène, dans les différents quartiers qui nous fournissent des scrofuleux.

L'alimentation doit être saine et suffisante, mixte, et où les féculents, comme c'est l'habitude dans ce pays-ci, ne doivent pas avoir la plus large part.

Il faut recommander de veiller à la propreté de la peau et du linge, et faire porter de la laine, qui, dans notre contrée humide, me paraît indispensable.

§ 2. — *Traitement général.*

Dans la médication générale propre à la diathèse scrofuleuse il faut faire rentrer les médicaments pharmaceutiques et les eaux minérales, dont l'emploi peut être simultané.

Cette médication spécifique doit s'adresser au principe même du mal et à toutes ses manifestations.

Parmi ces précieux agents pharmaceutiques, nous comptons l'huile de morue, le brôme, l'iode; et dans la thérapeutique hydro-minérale, les eaux brômo-iodurées et chlorurées sodiques.

Huile de morue. — Ce précieux liquide est retiré du foie de la morue (*gadus morua*). Il en existe trois variétés : la blanche, la brune, la noire. Suivant de Jongh, ce médicament serait constitué par des substances grasses, des acides et de la matière colorante biliaire, de l'iode, du brôme, du phosphore, de la chaux et du fer.

L'huile de foie de morue a été employée de tout temps à divers usages par les peuples du nord de l'Europe, et ce n'est qu'en 1822 qu'elle a été mise en usage par la médecine.

Ce liquide a une odeur repoussante, une saveur âcre à laquelle quelques enfants ne s'habituent pas; cependant la plupart la prennent sans déplaisir, car le sens du goût, qui est le sens parfait de l'homme à l'âge moyen de la vie, est peu développé chez les enfants.

Prise à haute dose, l'huile de foie de morue détermine des éruptions dues, d'après Gubler, aux principes âcres et volatiles qui s'éliminent par la peau.

Quand on en fait usage, le tissu graisseux et le poids augmentent, la reconstitution générale s'effectue peu à peu, et on observe rapidement des effets utiles.

C'est donc un bon médicament et d'une incontestable efficacité.

Je ne veux pas entrer dans la discussion qui, à une époque, a intéressé le corps médical, à savoir si l'huile de morue agissait par le brôme et l'iode, comme le croyaient Lugol et Boinet, ou par la matière grasse, comme le pensaient Dubois, Bretonneau, Trousseau et Pidoux, Thompson, Garrod et Bouchardat. La matière grasse, il est vrai, est le point de départ de toute formation cellulaire (Swann), et elle est le rudiment des corpuscules sanguins (Donné). L'huile hépatique ne serait pas seulement excrémentitielle et serait destinée, d'après eux, à fournir les éléments de la nutrition et de la respiration.

Nous aimons mieux dire, comme Bazin, que l'huile de foie de morue agit par tous ses éléments, et que c'est de la subtilité physiologique que d'en distraire un pour laisser les autres dans l'ombre. Ils ont tous leur utilité.

A quelle dose donne-t-on l'huile de foie de morue?

A la dose d'une cuillerée à café à un verre à bordeaux, matin et soir.

Vous voyez, Messieurs, que l'écart est grand entre ces deux doses extrêmes. Ce sera à vous, suivant la tolérance offerte par le malade, à décider la quantité à prendre dans la journée. L'usage de l'huile de morue peut être continué longtemps ; je vous engage, néanmoins, à l'abandonner pendant les chaleurs et de le réserver pour les mois où la température n'est pas très-élevée.

Iode. — L'iode, extrait des varechs, en 1812, par Courtois, est encore un médicament précieux dans le traitement de la scrofule. On l'emploie surtout à l'état d'iodure.

Il est doué de propriétés excitantes générales ; il détermine de la sécheresse à la gorge, du coryza, de la conjonctivite, du larmoiement, de la céphalalgie frontale, enfin une ivresse passagère, connue sous le nom d'ivresse iodique (Lugol).

L'iode amène la diurèse, et, après quelques moments d'absorption, sa présence peut être constatée dans l'urine et la salive.

Il produit des éruptions à la peau, de l'acné, amène de l'amaigrissement, des palpitations cardiaques, des phénomènes de dénutrition, tels que fonte de la glande thyroïde, des mamelles ou des testicules. Alors c'est la *cachexie iodique.*

Pris à dose convenable, les divers iodures, tout en facilitant le travail de résorption glandulaire, peuvent être considérés comme de puissants modificateurs et reconstituants : tels sont l'iodure de fer, le sirop de raifort iodé, le sirop antiscorbutique que vous nous voyez prescrire tous les jours ; enfin, la solution dont je vais vous donner la formule, qui, dans la première période de la scrofule, est employée utilement :

Bromure de sodium et iodure de sodium, 4 grammes ; eau distillée, 250 grammes. — Une cuillerée à bouche matin et soir.

§ 3. — *Eaux brômo-iodurées et chlorurées-sodiques.*

Nous retrouvons l'iode et le brôme dans l'eau chlorurée-sodique et brômo-iodurée. Dans l'agent hydrominéral, la graisse de l'huile de morue est remplacée par le chlorure de sodium, qui agit de même sur l'hématose et la nutrition.

Le sel marin jouit de propriétés reconstituantes et analeptiques ; il entre dans la composition de nos humeurs, est indispensable à l'alimentation et favorise la formation des globules sanguins. Pris à dose trop forte, il fluidifie le sang et détermine le scorbut.

Dans les eaux brômo-iodurées, nous distinguerons trois groupes :

1er groupe. — Eaux froides : Eaux-Mères, Salies et Salins, Wildegg et Saxon (Suisse), Kreuznach, Nauheim, Soden (Allemagne).

2e groupe. — Eaux thermales : Bourbonne, Balaruc, Bourbon-l'Archambault.

3e groupe. — Eaux thermales renfermant de la glairine et peu de chlorure de sodium : Néris, Bourbon-Lancy, Baden-Baden.

§ 4. — *Eaux chlorurées-sodiques, bicarbonatées.*

Bicarbonatées : Vichy, Vals.

Chloro-iodurées : Royat, Saint-Nectaire.

Chloro-iodurées arsenicales : Bourboule, Mont-Dore.

Les enfants présentant un tempérament lymphatique, avec le premier degré de la scrofule, peuvent être dirigés sur Royat ou Saint-Nectaire. Quand la diathèse atteint les glandes et le tissu osseux, la Bourboule est préférable.

§ 5. — *Soufre. Eaux sulfureuses.*

Bazin a amoindri singulièrement le rôle du soufre dans le traitement de la scrofule. Il convient cependant de l'employer dans le traitement des scrofulides.

Au contact des tissus et des humeurs, il se transforme physiologiquement en sulfure de potassium ou de sodium, et détermine de l'irritation, des coliques, du dévoiement, de la fièvre, avec diaphorèse et éruptions vésiculeuses, de la congestion pulmonaire, de l'hémoptysie. Les malades qui en font usage sentent le soufre, leur haleine peut noircir l'argent.

Le tort du soufre c'est de s'appliquer un peu à toutes les diathèses, sans être le spécifique d'aucune.

Les eaux sulfureuses se divisent en eaux sulfureuses fortes, moyennes, faibles.

1° *Fortes :* Luchon, Barèges, Cauterets (sulfure de sodium), Enghien et Schisnach (sulfure de calcium).

2° *Moyennes :* Amélie, La Presle, Molight, Eaux-Chaudes, Eaux-Bonnes, Saint-Honoré.

3° *Froides et faibles :* Bagnols de l'Orne.

Chaudes : Aix en Savoie, Baden (Suisse), St-Gervais, Saint-Sauveur.

§ 6. — *Médication spéciale ou locale.*

Parmi les agents employés dans la médication spéciale à chaque manifestation de la scrofule, nous retrouvons un grand nombre de substances usitées pour combattre des maladies différentes, et dont l'urgence est plus ou moins indiquée, suivant que l'affection locale a un caractère aigu ou chronique.

C'est ainsi que les cataplasmes, les lotions froides ou chaudes, les vésicatoires, les scarifications, les collyres divers, emplâtres, pommades, etc., etc., sont généralement employés à diverses périodes de l'affection. C'est à vous de choisir le moment opportun de les prescrire ou de les appliquer.

Mais, parmi ces diverses substances, je tiens à vous en signaler une qui a bien son importance dans le traitement de l'engorgement ganglionnaire suppuré ou non. Je veux parler de la ciguë.

La ciguë n'est pas seulement célèbre par la mort de Socrate ; si elle peut être funeste, elle est aussi bienfaisante. Elle jouit de propriétés fondantes sur les ganglions et les tumeurs de diverses natures. Employée à petite dose sous forme d'alcoolature ou de poudre de semences, elle détermine la fonte des ganglions ou leur suppuration à dose élevée.

La petite dose va de 50 centigrammes à 4 grammes d'alcoolature par jour, de 10 à 50 centigrammes de poudre par jour. La dose élevée est de 4 à 15 grammes d'alcoolature, et pour la poudre de 1 gramme à 1 gr. 50 à prendre dans un julep.

Autant que possible, laissez ignorer le nom du médicament aux parents des enfants, car bien souvent, à cause de la mauvaise réputation qui est attachée à la ciguë, ils ne l'emploieraient pas.

J'ai terminé, Messieurs, et, dans ce temps si court pour moi et si long pour votre bienveillante attention, je crois avoir esquissé à grands traits cette intéressante physionomie de cette diathèse scrofuleuse que vous rencontrerez si souvent sur votre route. Puissé-je, par cette modeste conférence, à laquelle vous m'avez fait l'honneur d'assister, vous inspirer l'amour de l'étude de ces grandes diathèses dont la connaissance vous sera si nécessaire plus tard.

Dans ces conditions, mon vœu serait rempli, car je n'ai eu pour but que de vous intéresser et de vous être utile.

Clermont-Ferrand, typographie Mont-Louis, rue Barbançon, 2.

www.ingramcontent.com/pod-product-compliance
Ingram Content Group UK Ltd.
Pitfield, Milton Keynes, MK11 3LW, UK
UKHW020402250726
13967UKWH00005B/2426

9 782013 046442